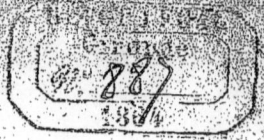

# OBSERVATION

DE

# SYPHILIS CONGÉNITALE

ET DE

## SA COMMUNICATION PAR L'ALLAITEMENT

QUESTION DE MÉDECINE LÉGALE ET DE DÉONTOLOGIE PROFESSIONNELLE

### PAR LE DOCTEUR X***

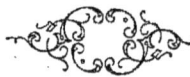

**BORDEAUX**
TYPOGRAPHIE D'AUGUSTE LAVERTUJON
rue des Treilles, 7.

1864

# OBSERVATION

DE

# SYPHILIS CONGÉNITALE

ET DE

## SA COMMUNICATION PAR L'ALLAITEMENT

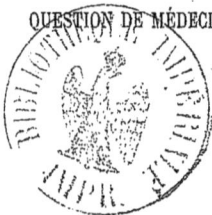

QUESTION DE MÉDECINE LÉGALE ET DE DÉONTOLOGIE PROFESSIONNELLE]

La possibilité de la communication de la syphilis congénitale par l'allaitement est une vérité trop récemment introduite dans la science, pour que les observateurs puissent laisser passer inaperçus les faits qui s'y rattachent. En effet, cette question peut soulever des points de vue d'étude multiples dont chacun demande encore des faits conscientieusement recueillis et des discussions claires et loyales, dégagées de toute exagération. La plupart de ces faits, tout en intéressant la science pure et la science pratique, ne provoquent-ils pas des problèmes de médecine légale et de déontologie professionnelle? La preuve la plus évidente est le Mémoire que vient de publier le savant professeur M. Tardieu, Mémoire où une large part est faite à l'histoire *médico-légale de la syphilis (Annales d'hygiène,* janvier-avril 1864).

Nous avons été un des spectateurs, et nous pourrions presque dire la victime d'un fait qui pourrait occuper une place bien légitime dans le Recueil analytique et raisonné des vingt-huit cas de syphilis congénitale réunis par M. Tardieu. Sur notre demande, la *Gazette des Hôpitaux* s'empressa de publier notre fait vers la fin de septembre 1863. Le procès qui en constitua un des principaux éléments étant aujourd'hui terminé sans retour, nous sommes actuellement libre dans les divers commentaires que cette observation scientifique peut susciter, et il n'existe plus pour nous de considération extra-scientifique qui pouvait nous empêcher, il y a deux ans, de publier ces commentaires et de les introduire dans le domaine de la science. Une autre raison toute personnelle nous engage à les livrer à la méditation de nos confrères : c'est que certains d'entre eux ont été trompés ou se sont trompés dans l'historique ou dans l'appréciation du fait, et que nous espérons par cette publication, quoique tardive, rétablir la vérité auprès d'eux ou redresser leur jugement.

Vers la fin du mois de mai 1862, un avis de décès était déposé à la Mairie de Bordeaux, pour un enfant de deux mois, fils naturel de deux artistes de théâtre unis passagèrement. La mère était connue depuis longtemps dans un certain monde. On avait fait parvenir en même temps le bulletin de naissance de l'enfant, avec ce renseignement médical : *Mort par une maladie d'entrailles*. Un des médecins vérificateurs utilise ces renseignements pour écrire au préalable le certificat de décès, sauf à contrôler l'élément médical lors de sa visite au domicile mortuaire. Par une circonstance fortuite étrangère au fait, je dus aller constater ce décès à la place du collègue qui avait transcrit ces renseignements. Muni de la rédaction faite au préalable par lui, j'allai donc au domicile du défunt : j'y trouvai la nourrice et une domestique. Je demandai si réellement l'enfant avait succombé à une *maladie d'entrailles*. Pour toute réponse, la nourrice me fit remarquer des *plaques muqueuses au bas-ventre et aux cuisses*. Puis, faisant retourner le petit corps, je vis que le bord de l'anus et les fesses en étaient littéralement criblés. Tout le reste du corps était parfaitement sain, excepté la bouche, où un médecin rural avait observé les mêmes lésions. Celui-ci avait en outre fortement conseillé à la nourrice d'aller remettre l'enfant à ses parents, si elle voulait éviter d'être *pourrie* par lui. C'était avec beaucoup de peine que la jeune paysanne, effrayée, avait fait accepter le nourrisson par sa famille. La domestique, spontanément, me confirma ces renseignements, et me fit voir une *pommade au calomel* que le médecin de la ville avait ordonnée pour frictionner les plaies. Il n'avait jamais été question de *maladie d'entrailles*, ni même d'aucune maladie désignée spécialement par ce dernier médecin. La nourrice, visiblement inquiète pour elle-même, me pria d'examiner ses seins. Ils me parurent intacts en ce moment. Avant de me retirer, je vis la mère, qui était au lit, dans une chambre voisine, et qui ne me contredit pas les renseignements qu'on venait de me fournir. Par prudence, je ne laissai pas au domicile le certificat de constatation, comme c'est l'usage, quoique rien n'y oblige. Je remis moi-même à la Mairie ce certificat, me servant de celui qu'avait rédigé mon collègue ; seulement je raturai les mots *maladie d'entrailles*, qui étaient visiblement déplacés, pour y substituer ceux d'*éruption syphilitique*, qui me paraissaient être l'expression de la vérité, en même temps que l'opinion des deux médecins qui avaient vu l'enfant vivant.

Je ne pensais plus à ces circonstances, lorsqu'environ trois semaines après, la nourrice entre dans mon cabinet, conduite par une dame que je connaissais. Elle me fait remarquer une belle *plaque muqueuse* au sein gauche, avec une ordonnance anti-syphilitique signée par son médecin rural. Je déclarai que je n'avais rien à modifier. Alors la nourrice me dit qu'elle voulait intenter un procès aux parents de son nourrisson, faisant remonter jusqu'à lui la cause de son mal, et me demandant d'attester la maladie à laquelle avait succombé l'enfant. Je me contentai de lui dire qu'un pareil procès était impossible, puisque les médecins eux-mêmes n'étaient pas d'accord sur de pareilles questions. Cette jeune femme se retira, paraissant convaincue de cette impossibilité, mais tout en larmes, et me dit qu'elle voulait tenter néanmoins d'obtenir quelque chose à l'amiable pour se faire soigner. Je lui avouai que ce parti était plus sage que le premier.

Le 15 septembre, je reçois une assignation pour comparaître devant un juge de paix. Que s'était-il passé ? La nourrice, dans sa démarche auprès des parents, avait été injuriée et battue par la mère, qui l'accusait d'avoir *pourri* son enfant. Plainte avait été portée, et réparation avait été demandée par la nourrice, qui se présentait avec le certificat suivant donné par son médecin :

« Je soussigné, médecin à Bl..., affirme que le sieur L... n'est
» atteint d'aucune maladie vénérienne, et qu'il n'offre aucune trace
» d'affection syphilitique ancienne. Je déclare que M^me L..., sa femme,
» a toujours joui d'une parfaite santé ; que rien ne témoigne en elle
» d'accidents syphilitiques anciens ; qu'aujourd'hui elle est affectée
» d'une *plaque muqueuse au sein gauche* identique à celles observées
» sur les fesses, sur les cuisses et dans la bouche d'un nourrisson
» qu'elle allaitait. J'affirme que son enfant s'est toujours très bien
» porté et se porte très bien encore.

» En foi de quoi, etc...                                    *Signé :* B...

» 21 juillet 1862. »

Les parents, pour repousser la demande de la nourrice, en avaient appelé au témoignage du médecin qui avait soigné l'enfant dans les derniers jours. Celui-ci, dans une audience antérieure, avait émis une autre opinion, dont il n'avait jamais été question jusqu'à ce moment : une *petite vérole anomale*. C'était bien toujours le mot *vérole* dont avait parlé le médecin rural, mais avec deux adjectifs ajoutés pour le besoin de la cause.

Le juge, pour avoir un autre élément d'appréciation, me demanda, sous la foi du serment, l'opinion que j'avais pu formuler antérieurement et comme expert indifférent aux parties. Je crus avoir le droit de la formuler devant un magistrat judiciaire, puisque j'avais eu la mission de la formuler devant un magistrat municipal, avec cette circonstance particulière que, sur ma demande expresse, le mandataire des parents m'en donna l'autorisation préalable. La mère s'étant refusée à un examen par expert, les parents furent condamnés, par défaut, à 200 francs de dommages et intérêts envers la nourrice, et aux frais.

Voici le texte du jugement rendu le 28 octobre 1862 :

« Attendu que le sieur X... et M^lle X..., pas plus que leur fondé de
» pouvoirs, ne se présentant pas à l'appel de la cause, il y a lieu de
» donner défaut contre eux;

» Attendu, au fond, qu'il est démontré au Tribunal que le sieur
» L... et son épouse jouissaient d'une parfaite santé avant que cette
» dernière eût entrepris d'allaiter, au mois de mars dernier, l'enfant
» du sieur X... et de M^lle X... ;

» Attendu qu'il résulte d'un certificat délivré par M. B..., médecin
» à Bl..., lieu du domicile des époux L..., le 21 juillet dernier, qu'à
» cette époque la femme L... était affectée d'une plaque muqueuse
» au sein gauche, identique à celles observées sur les fesses, sur les
» cuisses, et dans la bouche d'un nourrisson qu'elle allaitait;

» Attendu que, par citation du 6 septembre dernier, les époux L...
» ont demandé que le sieur X... et M^lle X... fussent solidairement
» condamnés à leur payer, à titre de dommages et intérêts, la somme
» de 200 francs pour réparation de tous préjudices causés à la femme
» L..., par suite de l'allaitement de leur enfant, et à raison d'une
» affection syphilitique que cet enfant lui avait communiquée;

» Attendu que les défendeurs se présentant à plusieurs audiences
» successivement, et que notamment le 23 septembre dernier, il
» fut ordonné en leur présence que par le sieur D..., médecin aux
» rapports (près les Tribunaux), M^lle X... serait corporellement
» visitée, afin de s'assurer si, avant et surtout pendant la grossesse de

» l'enfant dont elle était accouchée en mars dernier, elle n'avait pas
» été atteinte d'affection syphilitique ;

  » Attendu que les parties ayant déclaré acquiescer à cette sentence
» préparatoire, demandèrent que le médecin procédât à la visite sur
» simple avis ;

  » Attendu que M. le Dr D..., etc. (Ici est relatée la disparition de
» la Dlle X...)

  » Attendu que la cause apparue à l'audience, le sieur X... et
» Mlle X... ne se présentèrent pas, non plus que leur mandataire ;
» qu'au surplus, le Tribunal, sans s'occuper de ce qui peut résulter
» d'un procès-verbal dressé administrativement par un médecin sur
» le corps de l'enfant, ajoutant pleine foi aux faits constatés par le
» sieur B..., reconnaît que la femme L... se plaint avec raison
» d'avoir été infectée du mal syphilitique par l'enfant qu'elle a
» allaité pendant quelques jours, affection dont cet enfant était
» atteint ; que la disparition subite de Mlle X..., dans le but de dérou-
» ter la justice et de rendre impossible l'examen de sa personne, cor-
» robore l'opinion du Tribunal, et ne permet aucun doute sur la légi-
» timité de la demande des époux L... Par ces motifs, condamne le
» sieur X... et Mlle X..., etc. »

Désirant, pour ma satisfaction personnelle, avoir quelques renseignements venus directement du médecin de la nourrice, je lui écri-
vis, et voici sa réponse :

  « J'ai donné dans le temps un certificat à la nourrice L... pour lui
» servir dans le procès dont vous me parlez. Il est entre les mains
» d'un juge de paix de Bordeaux. Il pourra vous être communiqué.
» C'est sur mon conseil que cette femme porta son nourrisson chez
» son père. Le docteur qui l'a soigné, et le médecin qui a vérifié son
» décès, doivent en savoir autant que moi.

  » J'ai l'honneur, etc...                         *Signé* : B...

    » 9 octobre 1862. »

Au moyen de l'historique du fait et des pièces qui l'accompagnent,
nous sommes en état de répondre à la double question suivante :
Cet enfant avait-il une syphilis congénitale au moment de sa mort?
La nourrice fut-elle infectée par son nourrisson?

L'enfant avait-il une syphilis congénitale? La première raison
qu'opposaient les personnes intéressées à nier une syphilis héréditaire chez le nourrisson, c'était qu'il avait été livré à la nourrice
dans un état satisfaisant de santé sitôt après sa naissance.

Cette circonstance n'a absolument aucune valeur pour repousser l'idée d'une syphilis congétinale chez un enfant entre le premier et le deuxième mois de sa naissance. En effet, tous les auteurs qui se sont occupés de syphilis chez les nouveaux-nés sont unanimes sur le développement plus ou moins tardif de ses diverses manifestations. Ce retard est même pour eux un caractère spécial de la diathèse syphilitique chez un nouveau-né. M. Tardieu, dans son histoire *médico-légale de la syphilis*, s'exprime ainsi :

« L'enfant sur lequel portera l'examen de l'expert, dans les affaires de syphilis transmise par l'allaitement, sera le plus souvent né en apparence bien portant. Ce n'est que dans des cas rares qu'il aura présenté, au moment même de la naissance, des *plaques muqueuses*, etc. »

Plus loin, il dit :

« Il est impossible de ne pas être frappé de ce fait, que c'est entre le premier et le deuxième mois que se montrent habituellement les premiers signes de syphilis congénitale. »

Dans le deuxième fait de la série citée par M. Tardieu, on voit qu'un enfant né dans de bonnes conditions apparentes est pris, six semaines environ après sa naissance, d'un mal caractérisé par des plaques rapidement converties en ulcères aux fesses, autour de l'anus et aux cuisses, ainsi qu'à la bouche. N'est-ce pas une analogie parfaite avec l'état morbide de l'enfant qui nous occupe? Dans la même observation, le même savant s'exprime ainsi :

« On voit des enfants qui ont résisté jusqu'au terme de la vie extra-utérine, naître dans des conditions ordinaires et ne révéler leur vice originel par des signes appréciables qu'au bout d'un espace de temps, qui varie en général de six semaines à trois mois. »

Le fait auquel ces passages sont empruntés fut l'objet d'un long rapport rédigé par les Drs Tardieu, Devergie et Adelon. Donc, l'époque de la vie extra-utérine où s'est manifestée la syphilis congénitale de l'enfant en question, confirme le diagnostic au lieu de l'infirmer.

La deuxième objection mise en avant pour repousser le diagnostic du premier médecin traitant, du médecin rural, c'est que les parents du nourrisson avaient une santé irréprochable. D'abord, cette objection perd toute sa valeur apparente du moment qu'il n'y a pas eu d'examen médical sur l'état de ses parents. D'ailleurs, lors même que ces parents auraient présenté un certificat régulier de santé au moment du procès, il n'aurait eu aucune portée :

« La visite des parents, dit M. Tardieu, ne sera nullement probante, les traces de syphilis ancienne pouvant être effacées aussi bien chez le père que chez la mère. »

Dans le fait présent, il avait pu se passer à la rigueur un espace de dix mois entre le moment où la diathèse syphilitique avait fait explosion chez l'enfant, et celui où le germe contagieux a dû se communiquer à lui lorsqu'il était encore à l'état d'embryon. Ainsi, dans l'hypothèse où l'examen par expert de la mère, ordonné par le Tribunal, aurait eu lieu, si le résultat eût été négatif, on n'aurait pu rien en conclure contre l'admission de la syphilis héréditaire chez l'enfant.

La troisième objection à combattre est capitale et directe : c'est que les pustules observées chez l'enfant, quoique limitées aux fesses, aux cuisses et à la bouche, n'étaient pas syphilitiques, mais appartenaient à une *petite vérole anomale.*

D'abord, il est fort étrange que les mots *petite vérole anomale* n'aient été prononcés pour la première fois qu'au moment du procès. N'aurait-il pas été sage d'employer dès le début du mal cette dénomination anodine? Si elle avait été exacte, elle aurait eu le grand avantage de calmer les frayeurs de la nourrice. Si cette dénomination est venue tard, c'est que, au début du mal, ou pendant que l'enfant vivait encore, un contrôle contradictoire était trop facile. En outre, pourquoi le médecin qui a suggéré cet expédient employait-il pour combattre le mal des *frictions mercurielles?*

Nous ne sachons pas qu'un médecin instruit ait jamais vu, pas plus chez un enfant que chez un adulte, des pustules réellement varioliques siéger uniquement aux cuisses, aux fesses et à la bouche.

Cette classe de pustules appartient à une syphilis congénitale. Dans un grand nombre de faits où cette cachexie est incontestable, ses manifestations sont en effet désignées par le mot de *pustules.* Mais la manière dont elles se sont développées, et leur siège de prédilection en font connaître clairement l'origine spécifique.

« L'élément capital de la syphilis héréditaire chez l'enfant, dit M. Tardieu, est la plaque muqueuse ou pustule siégeant, soit à l'entrée de la bouche et des narines, soit au pourtour de l'anus et des organes sexuels. »

Chez l'enfant de notre observation, il y avait donc une syphilis congénitale et non une petite vérole anomale; et en admettant qu'il ait eu aussi un peu de diarrhée qui peut expliquer les mots *maladie d'entrailles* jetés à la légère, il faut remarquer que cette diarrhée accompagne assez souvent la syphilis des nouveaux-nés.

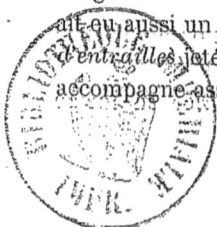

C'est donc l'évidence de la vérité et non le simple hasard qui explique la parfaite harmonie du diagnostic du médecin rural et du médecin vérificateur des décès. D'ailleurs, en apprenant qu'il avait été fait des frictions mercurielles, je fus réellement convaincu qu'elles émanaient d'une opinion médicale conforme à la mienne. Le praticien rural était persuadé que tout médecin, en face de cet enfant, ne pouvait pas avoir un sentiment différent du sien. « Le docteur qui » l'a soigné, dit-il dans sa lettre, et le médecin qui a vérifié son » décès, doivent en savoir autant que moi. »

Je prouverai plus bas que la plaque muqueuse survenue chez la nourrice n'est pas une simple coïncidence avec l'état morbide de l'enfant, mais un effet de la contagion. C'est donc un nouvel élément qui corrobore la certitude de la syphilis congénitale chez le nourrisson.

La nourrice fut-elle infectée?

Si j'entreprends aujourd'hui de répondre à cette question, ce n'est pas que je me sois jamais immiscé aux difficultés du procès. L'assignation qui me fut envoyée portait que j'aurais à donner, sous la foi du serment, de simples renseignements *de visu* qui étaient à ma connaissance. Dans ma position, je n'aurais accepté à aucun prix de me jeter dans des questions de doctrine sur la contagion ou la non contagion. Mais aujourd'hui je ne vois aucun inconvénient à exprimer mon opinion.

A une époque qui doit être placée entre trois et quatre semaines après la mort du nourrisson, la nourrice fut affectée d'une plaque muqueuse au sein gauche. Or, cette lésion doit être attribuée à l'inoculation de la syphilis par l'allaitement. Les preuves principales sont le mode de développement de la plaque muqueuse et l'époque de son apparition.

«Au début de la contagion d'une nourrice par son nourrisson, dit M. Tardieu, c'est la région mammaire qui est atteinte la première, et les organes sexuels ne sont contaminés que plus tard et consécutivement. » Or, dans le cas présent, le certificat du médecin rural signale cette circonstance essentielle, qu'au moment du procès le sein gauche était la seule partie affectée. On comprend qu'il doive en être ainsi. La bouche d'un nourrisson infecté porte une salive virulente sur le mamelon ou dans son voisinage.

« Le chancre du sein, dit M. Viennois, quand il est produit par la syphilis congénitale du nourrisson, est généralement unique, solitaire, et lorsqu'on trouve cette lésion au sein d'une nourrice en même temps que des ulcérations ou plaques muqueuses dans la bouche d'un nourrisson, on peut se prononcer hardiment, même en présence des Tribunaux. »

L'époque où la plaque muqueuse a paru au sein de la nourrice est conforme à la règle.

« L'explosion du mal chez la nourrice, dit M. Tardieu, est toujours postérieure à la maladie du nourrisson. Elle a lieu après un temps qui varie de trois semaines à trois mois. »

Dans plusieurs faits de son Mémoire, la lésion primitive du sein n'a paru qu'après la mort de l'enfant : dix jours, quinze jours, vingt jours, un mois.

Je citerai comme éléments très secondaires, il est vrai, mais dont l'ensemble ne doit pas être dédaigné pour remonter à la source du mal : la comparaison des deux parties adverses sous le rapport de la moralité : la parfaite santé du mari et surtout de l'enfant de la nourrice.

L'accident syphilitique survenu chez la nourrice était donc dû à une infection par l'allaitement, et les nombreux faits judiciaires où les parents furent condamnés à des dommages et intérêts envers des nourrices reconnues, après expertise, contaminées par leur nourrisson, ne sont pas plus clairs ni mieux prouvés que celui qui nous occupe. La circonstance d'un médecin qui nie avoir vu ce que deux autres déclarent avoir sérieusement observé, ne lui ôte aucun des caractères nombreux et importants sur lesquels j'ai insisté. Dans ces questions, les experts les plus autorisés ont presque constamment rencontré un confrère à combattre.

J'ai prouvé que l'enfant était affecté d'une syphilis congénitale, et que la nourrice avait été infectée par lui. Il me reste à voir une troisième question, qui m'est personnelle, il est vrai, mais qui soulève des questions de principe :

La part qui revient au médecin vérificateur des décès, dans ce procès, est-elle blâmable ?

Ma conscience professionnelle ne me reprochait rien, dans cette affaire, pour le rôle tout à fait secondaire et surtout involontaire que l'on m'y avait imposé. On m'avait demandé des renseignements administratifs par voie judiciaire, je les avais donnés. Mais une tempête vint troubler le calme moral où j'étais. On suscita, aux parents l'idée de se venger du procès qu'ils allaient très probablement perdre, en en faisant tomber l'odieux sur un des médecins qui y avaient pris part ; et, chose aussi étrange qu'injuste, ce fut sur celui qui avait voulu étouffer le scandale dès son origine, en exagérant les difficultés inhérentes à de pareils procès.

Une lettre injurieuse et calomnieuse est écrite, grâce à l'instigation et au concours de quelqu'un qu'il m'est impossible, ainsi qu'à d'autres, d'appeler confrère [1].

Une société de médecins s'en émeut. Quatre d'entre eux me demandent des explications. Je leur fais le récit rapporté précédemment. Ils blâment ma conduite. Je me mets en mouvement pour savoir si leur blâme est bien fondé.

Je commence par écrire au médecin de la nourrice, pour lui apprendre qu'une lettre injurieuse m'accusait d'être le promoteur de ce procès. Je reproduis sa réponse.

« L'individu dont vous me parlez vous a indignement calomnié.
» Il n'est pas vrai que vous ayez poussé la femme L... à son procès.
» Cette femme m'a dit, pas une, mais dix fois, que vous l'aviez à plu-
» sieurs reprises énergiquement dissuadée de s'embarquer dans un
» procès de ce genre. Elle m'a assuré que c'était bien malgré vous,
» et malgré vos avis officieux, fortement motivés, qu'elle s'était jetée
» dans cette malheureuse affaire. Donc, vous êtes disculpé de cette
» calomnie indigne, par le témoignage de la femme L..., elle-même,
» et par mon propre témoignage.
» Veuillez agréer, etc...                    Signé : B...
    » 10 janvier 1863. »

Un médecin distingué de Paris, le docteur Caffe, venait de traiter avec autorité, au sein d'une société médicale, la question du secret professionnel, et même avec des principes sévères qu'il avait reproduits dans son journal. Aux diverses questions que je lui posai, cet honorable et savant confrère voulut bien me faire les réponses suivantes :

« 1° Vous avez eu parfaitement raison de mentionner la cause du
» décès ;
» 2° Vous n'étiez nullement tenu au secret, vous n'aviez reçu con-
» fidence de personne ;
» 3° C'est comme expert, comme homme de science, que vous
» avez découvert et apprécié la cause de mort ;

---

[1] Le même ayant voulu continuer son système de dénonciation calomnieuse, à l'égard d'un autre collègue, est tombé dans le fossé qu'il creusait pour autrui.

» 4º Vous n'aviez nullement besoin de l'autorisation de la partie
» adverse, ou de l'une des parties, pour lire cette appréciation ;

» 5º La petite vérole qui se traduit, par des plaques muqueuses, à
» l'anus et dans son voisinage, est une stupidité.

» Agréez, etc...                                             Signé : Dr CAFFE.

» 31 janvier 1863. »

Un membre de l'Académie de médecine, connu par ses travaux
de science appliquée à l'administration, le Dr Vernois, voulut bien
aussi prendre connaissance des documents précédents que je lui
soumis, et me répondre ce qui suit :

« J'ai fait un résumé de l'affaire que vous m'avez soumise. Je l'ai
» remis, hier, à mon collègue, M. Tardieu, en lui demandant de se
» joindre à moi pour donner son avis. Le mien n'est pas douteux.
» D'après les documents que vous m'avez adressés, je suis prêt à
» établir, en *principe* d'abord, que le médecin vérificateur des décès
» doit, en *justice*, donner tous les renseignements qui lui sont
» demandés ; qu'il n'y a aucune parité à établir entre ses fonctions
» et ses devoirs, et les fonctions et les devoirs du médecin des
» familles. De plus, dans l'*espèce*, je crois qu'on n'est pas en droit de
» rien vous reprocher..... Je ne crois pas aller trop loin, en vous
» disant que M. Tardieu et moi, nous sommes tout à fait d'accord
» sur le *principe*.

» J'ai entretenu de votre affaire deux de mes honorables collègues
» des hôpitaux, M. Hardy, de l'hôpital Saint-Louis, et M. Hérard, de
» l'hôpital Lariboissière : ils partagent mon avis. Je réserve toute
» discussion des faits, elle sera plus opportune quand on aura la
» décision motivée.

» Agréez, etc...                                             Signé : Dr VERNOIS.

» Paris, 18 février 1862. »

Tout en demandant des avis à mes pairs, je ne négligeai pas de
m'adresser aux magistrats dont mes fonctions administratives dépen-
daient. Au parquet, M. le procureur impérial, en présence de plusieurs de ses substituts, me dit :

« Comme médecin vérificateur des décès, vous êtes tout entier à
la disposition de la justice pour tous les renseignements que vous
découvrez dans l'exercice de vos fonctions, lorsqu'elle en a besoin,
non seulement dans les faits qui intéressent la sûreté publique, mais
encore dans ceux qui touchent aux intérêts d'un tiers. Vous pouvez

dire que je suis à la disposition de vos confrères qui voudraient discuter cette question. »

J'avais conservé jusqu'au bout l'espoir que les quatre confrères qui m'avaient entendu, dans un premier moment d'émotion et de véritable stupéfaction, accepteraient une seconde entrevue. Cet espoir n'était pas fondé. Il me fut répondu qu'ils ne pouvaient pas se déjuger. Alors, je demandai qu'on me fît connaître, officiellement, les griefs que le fait incriminé pouvait soulever. Je les citerai textuellement, en répondant à chacun d'eux, en particulier et séparément, au moyen de l'historique pour les erreurs de fait, et au moyen des pièces produites pour les appréciations :

« *Vous avez raturé sur un bulletin de décès le diagnostic de la cause de mort donné par un médecin traitant.* »

Je n'ai pas pu raturer ce diagnostic, puisque aucun des médecins traitants, pas plus celui de la ville que celui de la campagne, n'avait parlé de *maladie d'entrailles*. Si deux mois et demi après, il fut question devant le juge de paix de *petite vérole anomale*, suggérée par un des médecins traitants, je n'avais pas pu effacer ce diagnostic, premièrement, parce qu'il n'avait pas été inscrit sur le bulletin, au 28 mai ; secondement, parce qu'il n'avait été ni donné, ni prononcé à cette époque. Ce grief repose donc sur une grosse erreur de fait. Pour en finir avec cette rature à laquelle on a voulu donner une certaine importance, je rappellerai que moi seul ai constaté le décès, et qu'à moi seul incombaient le droit et le devoir de mettre sur le bulletin mortuaire la cause de décès que mes investigations me faisaient découvrir. Aucun médecin traitant n'a pris part à la rédaction de ce bulletin, ni indirectement, ni directement. Donc, je n'ai raturé le diagnostic de personne, si ce n'est celui d'une *plieuse de mort*, qui l'avait fait écrire sur un morceau de papier et qu'un collègue de la Mairie n'avait accepté que sous bénéfice d'inventaire.

« *Vous avez substitué celui de maladie syphilitique.* »

C'est vrai ; mais une fois prouvé que les mots *maladie d'entrailles* étaient une erreur, et en outre, n'émanaient d'aucun médecin traitant, ni pour avoir été écrits, ni pour avoir été prononcés par eux, que fallait-il mettre ? Une nouvelle erreur ? En quoi donc cette substitution peut-elle être blâmable ? La maladie syphilitique était évidente. Aucun médecin ne la niait à cette époque. Celui qui la nia plus tard semblait l'affirmer, pendant la maladie de l'enfant, par ses frictions mercurielles. Ainsi, cette substitution loin d'être blâmable, était obligatoire pour le médecin vérificateur.

D'ailleurs, l'origine de ces deux premiers griefs est due à un inci-
dent qui n'a aucun rapport avec le fait en lui-même.

Une *plieuse de mort* avait mis, dans la boîte des décès, ce renseignement : décédé par *maladie d'entrailles*. Mon collègue, tout aussi bien
que moi, avions le droit de n'en tenir aucun compte jusqu'au moment
où la visite à domicile, faite par l'un ou par l'autre, eût contrôlé ce
renseignement. Si donc ces mots : *maladie d'entrailles*, n'avaient
pas été reproduits prématurément sur notre bulletin mortuaire, il
n'aurait pu être question ni de *rature* ni de *substitution*. Pourquoi
donc me blâmer d'avoir raturé ce qui aurait dû même n'être pas
écrit ? Si à la place des mots : *maladie d'entrailles*, on avait écrit
*strangulation*, par exemple, aurait-il fallu respecter cette erreur, sous
le prétexte que c'était la cause de mort donnée par le médecin traitant ? Or, cette cause mortuaire n'était pas plus fondée que l'autre,
et le médecin n'avait pas plus donné l'une que l'autre. Donc les griefs
fondés sur la rature et la substitution d'une maladie à une autre ne
sont que des tracasseries subtiles, qui m'étonnent chez des hommes
sensés et loyaux. Dans tout cela, la bonne foi est aussi claire que le
jour à midi. D'ailleurs, la sollicitude minutieuse que personnellement
je mettais à recueillir des documents scientifiques de bon aloi pour
mes travaux, explique sans aucune arrière pensée cette idée bien
innocente de raturer l'erreur pour y substituer la vérité. On aurait
dû m'en tenir compte dans cette circonstance.

« *Vous avez conseillé à la nourrice de se faire donner, à l'amiable,
une indemnité.* »

Un seul conseil a été donné par moi, et la lettre du confrère rural
le prouve, celui de ne pas entreprendre un procès, et si j'en ai
exagéré les difficultés à la nourrice, c'était pour étouffer cette affaire
dès son origine. On a par erreur pris, comme venant de moi, l'idée
qu'exprima la nourrice en quittant mon cabinet, de tenter une
démarche à l'amiable. J'ai eu la franchise de raconter aux quatre
confrères les détails de cette visite inattendue de la nourrice dans
mon cabinet. On tourne cette franchise contre moi, en m'attribuant
un conseil que je n'ai pas donné. Cette femme ne l'a pas dit et n'a
pas pu le dire. Qui l'a donc inventé ?

D'ailleurs, les arrangements à l'amiable dans de pareilles affaires
ne sont pas rares, quand les parents sont de bonne foi ; et dire à des
gens qu'un pareil arrangement est préférable à un procès n'est pas si
abominable. Mais, au reste, je repousse le mérite de l'idée qui a dû venir
d'ailleurs, peut-être de l'agent d'affaires qui dirigeait les époux L...

« *Vous êtes sorti de la réserve imposée aux médecins vérificateurs des décès, en vous faisant juge et contradicteur officiel d'un diagnostic porté par un confrère.* »

Une grande réserve est imposée aux médecins vérificateurs des décès. La chose est si claire, qu'il serait complètement oiseux d'en donner les nombreux et puissants motifs : et dans les cas, possibles à la rigueur, où ces médecins fonctionnaires viendraient à découvrir une erreur de diagnostic, et par suite du traitement, cette réserve doit être encore absolue, mais à la condition expresse que la justice ne leur fasse pas un devoir impérieux de parler.

Or, dans le cas présent, j'ai exactement suivi ces principes jusqu'au moment où ma déposition a été réclamée judiciairement, je n'ai dit à qui que ce soit l'opinion que j'avais formulée, le 28 mai, relativement à l'affection que ma position d'homme de science m'avait fait découvrir sur le cadavre de l'enfant. Lorsque à cette époque j'écrivais sur mon bulletin : *éruption syphilitique*, je ne me faisais ni le juge ni le contradicteur officiel d'aucun confrère ; car, d'abord, de quel confrère veut-on parler ? Du confrère rural ? Mais mon diagnostic était d'accord avec le sien. Du confrère qui avait conseillé les frictions mercurielles ? Mais il n'avait pas encore parlé. Donc, je ne pouvais, à cette époque, être ni son juge, ni son contradicteur officiel : d'autant plus, qu'au fond, je croyais réellement son diagnostic conforme au mien, en face de l'évidence matérielle du mal et du traitement très classique qu'il venait d'employer.

Plus tard, quand ce dernier confrère parla pour la première fois, fallait-il, pour lui être agréable, venir dire, sous la foi du serment, que je n'avais pas mis sur mon bulletin mortuaire : *éruption syphilitique* ? Outre que j'aurais été parjure, j'aurais encore déplu à l'autre confrère qui attestait l'éruption syphilitique dans son certificat. Un des quatre confrères qui m'entendirent alla jusqu'à prétendre que le certificat du médecin rural n'avait aucune valeur devant l'attestation de l'autre, parce que le premier n'était qu'officier de santé. Je ne puis partager son opinion ; puis, le texte du jugement ne repose que sur ce certificat.

Ainsi, devant le magistrat, je n'ai pas parlé en juge ni en contradicteur, mais en témoin, à la mémoire duquel on fait appel. Si l'un des deux médecins avait changé d'avis depuis l'époque du décès, était-ce une obligation, pour moi, de dire que je n'avais pas écrit ce que j'avais écrit ? C'était à lui de prouver au juge, s'il le pouvait, que mon opinion du 28 mai, ainsi que celle du confrère rural, révélée plusieurs fois à la nourrice, et surtout formulée dans son certificat du 24 juillet, étaient erronées. Je me serais bien gardé de discuter avec lui, puisque tout mon rôle consistait à déposer ce que j'avais cru voir, le 28 mai, sur un cadavre, sans me préoccuper de prouver que j'avais eu tort ou raison. Donc, je n'ai été ni juge ni contradicteur officiel d'aucun confrère.

J'avoue pourtant que l'obligation de faire abnégation complète d'une opinion basée sur des preuves presque mathématiques ne me paraît pas prouvée, pour le cas d'un médecin vérificateur des décès interrogé judiciairement. L'étiquette professionnelle ne peut atteindre ces limites d'effacement scientifique complet. J'ai cité d'honorables et savants confrères qui mettent le médecin vérificateur des décès dans une situation exceptionnelle vis-à-vis les magistrats.

« *D'ailleurs, le fait que vous avez révélé, devant la justice, ne vous avait été connu que dans l'exercice de vos fonctions médicales* (il fallait ajouter *administratives).* »

L'opinion formulée par MM. Vernois, Tardieu, Caffe, etc., répond péremptoirement à ce grief. Pourquoi y ajouterais-je mes réflexions personnelles ? Pourquoi persécuter Galien, parce qu'il ne pense pas comme Hippocrate ?

« *Ce fait, aurait-il été aussi patent qu'il est resté contestable, étant de nature à compromettre quelqu'un, n'aurait dû jamais être divulgué.* »

D'abord, ce fait n'est pas resté contestable, autrement, il faudrait rejeter, comme contestables, les vingt-huit faits absolument pareils, réunis par M. Tardieu dans son Mémoire. Les experts y ont pourtant rencontré souvent des confrères à combattre. De plus, si le fait a été divulgué, est-ce ma faute ? Lorsqu'on me fit intervenir, c'était le secret de la comédie. Un certificat bien clair circulait, depuis le 21 juillet, entre les mains des époux L..., de leur agent d'affaires, du greffier du juge ; il avait été lu publiquement dans plusieurs audiences. Donc, je n'étais pour rien dans cette divulgation. C'est sur ce certificat, uniquement, que sont basés les motifs du jugement. Ma déposition n'y est même pas mentionnée. La considération que mon témoignage pouvait compromettre quelqu'un ne me déchargeait nullement de l'obligation de donner à la justice un renseignement recueilli par moi, comme médecin vérificateur des décès. Je l'ai prouvé plus haut. Il ne faut pas oublier, en outre, qu'il y avait une victime, une honnête mère de famille, en face d'un groupe bien distinct en moralité.

Quoi que j'aie dit, je ne puis avoir la prétention d'avoir convaincu tout le monde sur les devoirs du médecin vérificateur des décès. C'est une des questions où les opinions peuvent, à la rigueur, se discuter, dans un sens ou dans un autre. Certainement, si j'avais prévu l'orage soulevé par la susceptibilité de quelques confrères, ma conduite aurait pu se modifier [1]. Aussi toute mon ambition a été de prouver que, dans le fait actuel, pour les devoirs professionnels, j'étais dans la bonne foi, puisque je pouvais m'appuyer sur des témoignages autorisés. Le gallican se croit tout aussi orthodoxe que l'ultramontain. C'est le cas de répéter ici :

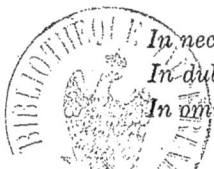

*In necessariis unitas,*
*In dubiis libertas,*
*In omnibus caritas.*

[1] J'aurais donné *immédiatement* ma démission, pour échapper à l'obligation du fonctionnaire.

Bordeaux. — Imprimerie Auguste Laverty'on, rue des Treilles, n° 7.